DU

TRAITEMENT DE LA DIARRHÉE

ET

DE LA DYSENTERIE CHRONIQUES

PAR

LE RÉGIME LACTÉ

ET

LE RÉGIME MIXTE GRADUÉ

PAR

Le docteur E. MAUREL

Médecin de première classe de la marine,
Chevalier de la Légion d'honneur,
Membre de la Société d'anthropologie de Paris,
Membre correspondant de la Société de thérapeutique, Membre correspondant
de la Société d'hydrologie,
Membre de la Société de médecine publique et d'hygiène professionnelle,
Membre de la Société de géographie,
Membre correspondant de la Société clinique de Paris.

EXTRAIT DU BULLETIN DE THÉRAPEUTIQUE MÉDICALE ET CHIRURGICALE
Numéro du 15 mars 1881.

PARIS

OCTAVE DOIN, ÉDITEUR

8, PLACE DE L'ODÉON, 8

—

1881

DU

TRAITEMENT DE LA DIARRHÉE

ET DE LA DYSENTERIE CHRONIQUES

PARIS. — TYPOGRAPHIE A. HENNUYER, RUE DARCET, 7.

DU

TRAITEMENT DE LA DIARRHÉE

ET

DE LA DYSENTERIE CHRONIQUES

PAR

LE RÉGIME LACTÉ

ET

LE RÉGIME MIXTE GRADUÉ

PAR

Le docteur E. MAUREL
Médecin de première classe de la marine,
Chevalier de la Légion d'honneur,
Membre de la Société d'anthropologie de Paris,
Membre correspondant de la Société de thérapeutique, Membre correspondant
de la Société d'hydrologie,
Membre de la Société de médecine publique et d'hygiène professionnelle,
Membre de la Société de géographie,
Membre correspondant de la Société clinique de Paris.

EXTRAIT DU BULLETIN DE THÉRAPEUTIQUE MÉDICALE ET CHIRURGICALE
Numéro du 15 mars 1881.

PARIS

OCTAVE DOIN, ÉDITEUR

8, PLACE DE L'ODÉON, 8

—

1881

DU

TRAITEMENT DE LA DIARRHÉE

ET

DE LA DYSENTERIE CHRONIQUES

PAR LE RÉGIME LACTÉ ET LE RÉGIME MIXTE GRADUÉ

Comme l'indique le titre que j'ai choisi, les quelques considérations que j'ai à présenter sur ces deux affections n'intéressent qu'un point de leur histoire, *le traitement*.

Je n'aborderai donc aucune des questions relatives soit à leur étiologie, soit à leur nature, questions qui ont été si vivement débattues depuis quelque temps et sur lesquelles, malgré de nombreux travaux, l'opinion de mes collègues reste encore partagée. Je trouve, en effet, que, pour entrer dans la discussion avec quelque autorité, il faudrait avoir observé ces affections sur place, aux foyers multiples de leur origine, et de plus l'avoir fait en s'aidant de tous les moyens d'étude que la science met entre nos mains.

Or, pour ce qui me concerne, je ne les ai observées à peu près qu'en France, et le plus souvent à une époque fort éloignée de leur début. Je ne pourrais donc faire qu'une étude critique plus ou moins judicieuse des opinions en présence, sans avoir aucun titre à en formuler une qui me fût personnelle et, en tous cas, sans pouvoir lui donner l'autorité de celui qui a vu.

Je dois dire cependant que pour le point spécial sur lequel je veux appeler l'attention, le traitement, j'ai trouvé une ressemblance frappante entre ces deux affections, dysenterie et diarrhée, et que cette ressemblance s'est maintenue, qu'il se soit agi des formes aiguës ou chroniques, qu'enfin ces affections aient été contractées en France, aux Antilles, à la Guyane, au Sénégal ou en Cochinchine. Mais ce sont là des considérations qui, au point de vue de la nature ou de l'étiologie, n'ont que fort peu de valeur, et, je le répète, ces deux questions pour moi doivent rester intactes.

Comme je viens de le dire, mes études ont porté non sou-

lement sur des cas de dysenteries et de diarrhées contractées
dans nos colonies, mais aussi et comme terme de comparaison,
sur des dysenteries et des diarrhées contractées en France.

Pour toutes les affections d'origine coloniale, je dois faire remarquer que les hommes soumis à mon observation étaient pour
la plupart en France depuis plusieurs mois, et avaient joui au
moins d'un congé de convalescence. Je n'ai donc pas étudié les
formes les plus graves. Cependant, sans que ces cas puissent être
rangés parmi ceux qui à courte échéance compromettent l'existence du malade, leur résistance à de nombreux traitements
ainsi que leurs rechutes, quelle qu'en soit la cause, prouvent
assez leur ténacité et suffisent pour établir que, sans être des plus
rebelles, ils n'étaient pas cependant des plus bénins et de ceux
qui cèdent indifféremment à toutes les médications.

Nous n'en sommes plus aujourd'hui heureusement à discuter
sur la valeur du régime lacté. Il a transformé la thérapeutique
de ces affections intestinales si rebelles, et je ne crois pas que
jamais traitement ait mieux répondu aux espérances du public
médical. Ceux-là surtout doivent l'apprécier qui ont eu à lutter
contre ces mêmes affections, alors qu'ils étaient privés de ce pré-
cieux moyen. Sous l'heureuse influence de ce régime, en effet,
les selles s'améliorent, diminuent de nombre, les forces reviennent, et toute la maladie semble n'être qu'une convalescence. (1)

---

(1) Si le doute n'existe plus pour l'efficacité du régime lacté, il n'en
est pas de même pour son mode d'action. Ici, en effet, on ne trouve jusqu'à présent que des hypothèses plus ou moins plausibles, auxquelles les
travaux récents du docteur Coudereau me permettent d'en ajouter une
nouvelle à laquelle je donne volontiers la préférence.

Après des recherches du plus haut intérêt, en effet, ce savant distingué
est arrivé à conclure que les glandes digestives ne sont définitivement
formées qu'à une époque assez rapprochée de la naissance, que chez les
nouveau-nés elles sont encore fort imparfaites, qu'elles n'arrivent à leur
développement complet qu'à l'époque du sevrage et qu'enfin ce n'est qu'à
partir de ce moment qu'elles deviennent aptes à l'alimentation mixte.

Or d'une part les glandes étant détruites ou altérées sur de nombreux
points de l'intestin dans la plupart de ces affections, et d'autre part sa-
chant que les organes qui se reforment ou se réparent subissent des modifications successives qui, le plus souvent, rappellent celles par lesquelles
elles ont passé au moment de leur premier développement, je me suis
demandé si cette digestion exclusive du lait à une certaine période de

Ce sont des faits qui me paraissent bien établis et sur lesquels je n'oserais ni revenir ni insister, si je n'entendais parfois attribuer à ce traitement des insuccès, qui, à mon avis, sont plutôt la conséquence d'un mauvais mode d'administration que de la médication elle-même, et s'il n'était à craindre que ce mode d'administration n'arrivât à diminuer la confiance que tout médecin doit avoir en elle.

En parcourant les différents travaux de mes collègues de la marine sur cette question, thèses, articles de journaux ou de dictionnaires, on peut facilement se convaincre que si tous se montrent partisans du régime lacté, peu s'entendent sur la manière de le diriger.

Le fait deviendra bien plus saisissant encore si de ceux qui ont écrit on arrive à ceux qui pratiquent. L'un donne le régime lacté pur et aux doses de 2 à 3 litres ; un autre arrive rapidement aux doses de 4, 5 et même 6 litres par jour ; celui-ci combine le lait avec les opiacés, les astringents et les sous-nitrates de bismuth ; d'autres commencent par les purgatifs. Les divergences de la pratique s'accentuent bien plus encore, et sont peut-être bien autrement importantes, à la fin du traitement. Quelques jours de régime mixte suffisent à celui-ci pour considérer la guérison comme complète ; tel autre s'arrête aux œufs et à la viande crue ; tel autre enfin pousse beaucoup plus loin son observation et parcourt la série des aliments.

Toutes ces manières de procéder, il faut l'avouer, comptent des succès, tant est grande l'efficacité de cette médication, et tout d'abord il pourrait paraître oiseux de faire une étude comparative et difficile de justifier sa préférence pour l'une ou pour l'autre. Et cependant devons-nous croire que toutes sont également efficaces ? Trop de faits prouvent le contraire.

Forcé de choisir au milieu de toutes ces méthodes, pour les juger, il me paraît logique de prendre comme criterium non le

---

ces affections ne tiendrait pas à ce qu'en ce moment la plupart des glandes, quoique en voie de réparation, n'ont pas encore atteint l'état indispensable à ce nouveau sevrage.

Dans cette hypothèse, on le voit donc, le lait n'aurait aucune action curative spéciale. Il n'agirait que comme un aliment, ce que l'on admet généralement, et outre sa propriété alimentaire n'aurait d'autre utilité que de laisser la nature achever sans entrave son œuvre de réparation.

nombre des succès, mais celui des revers, en comptant parmi
eux celui des rechutes. Or, si les véritables insuccès sont encore
assez rares, les rechutes ne le sont pas ; et je ne parle, bien en-,
tendu que de celles qui se produisent en France et en dehors du
foyer d'origine. Il est fréquent, en effet, de voir retourner dans
les hôpitaux des hommes qui ont été soumis deux et trois fois
déjà au régime lacté et qui, disent-ils, toujours ont été guéris.
Quant à ce qui me concerne, presque tous les sujets que j'ai soi-
gnés avaient déjà rechuté plusieurs fois, et je ne doute point qu'il
en soit de même pour la plupart de mes collègues.

Le régime lacté ne serait-il souvent qu'un palliatif ? Ne pour-
rait-il dans un certain nombre de cas n'amener qu'un répit, un
retard dans la marche de ces affections ? Je ne le pense pas. Doit-
on, d'autre part, toujours mettre les rechutes sur le compte des
imprudences ? Je crois, en effet, qu'un certain nombre doivent
leur être attribuées, mais ces causes sont certainement insuffi-
santes pour les expliquer toutes. Ces causes pour moi doivent
être cherchées, s'il s'agit des insuccès, dans l'administration vicieuse de ce régime, et quand il s'agit des rechutes, dans la transition trop brusque du lait au régime commun.

Que l'on interroge, en effet, les insuccès, et l'on verra que tan-
tôt l'on a commencé brusquement le régime lacté par 3 ou
4 litres et sans l'emploi d'aucun purgatif au début ; qu'un autre
ne s'est jamais soumis au régime lacté pur, mais y a toujours
réuni, dès le début, des œufs, du jus de viande, de la viande crue,
des eaux alcalines ; que celui-ci enfin a fait bouillir son lait
consciencieusement jusqu'à le faire brûler.

Enfin, que l'on interroge la plupart des malades qui retournent
dans les hôpitaux, et ils diront qu'après avoir eu une selle
moulée pendant toute la fin de leur séjour à l'hôpital, ils ont vu
devenir leurs selles de plus en plus molles huit à dix jours après
leur retour à la caserne, que les selles ont ensuite augmenté de
nombre ; qu'un mois après leur sortie, ils avaient deux ou trois
selles diarrhéiques par jour, et qu'ils ont supporté cet état jusqu'à ce qu'une recrudescence des selles les ait fait de nouveau
demander leur hospitalisation.

C'est la conviction que tous ces récits ont fait naître dans mon
esprit, qu'insuccès et rechutes étaient dus en somme à l'administration vicieuse ou incomplète de cette médication, qui m'a
inspiré le désir d'étudier le régime lacté appliqué à la cure des

diarrhées et dysenteries chroniques, et de rechercher, en des cendant dans tous les détails, quelles sont les règles du meilleur mode d'administration.

C'est de ces recherches donc que je viens faire profiter ceux de mes confrères dont l'attention n'avait pas été suffisamment attirée sur l'importance de ce point.

Mais avant d'aborder ce court résumé, je tiens à le redire, rien n'est de moi dans cette manière de procéder. Je n'ai recherché d'autre mérite que de prendre les différentes méthodes employées, de les comparer entre elles, d'arriver à en formuler une simple, enfin et surtout de descendre dans les détails de l'alimentation mixte, de la graduer et de donner sous ce rapport des règles sûres, basées sur l'expérience.

Me prêter toute autre pensée serait contraire à celle qui m'a inspiré ces quelques lignes.

Au commencement de mes recherches, en 1874, je me contentais d'administrer le lait à la dose de 1 à 2 litres, dès le début du traitement. Les malades arrivaient certainement ainsi à guérison, mais les selles ne diminuaient et ne se modifiaient que lentement et, de plus, pendant toute la première période du traitement, c'est-à-dire pendant un mois environ, les rechutes étaient fréquentes. Sans que rien eût été changé ni dans le régime ni dans l'existence du malade, on voyait les selles reprendre leur caractère diarrhéique et les malades, souvent découragés par ces rechutes qu'ils ne pouvaient s'expliquer, ne se soumettaient que difficilement à un régime qui, pour beaucoup d'entre eux, était très pénible. Aussi dans la suite ai-je toujours commencé, quelle que soit la nature des selles, par les purgatifs répétés. C'est à la manne en larmes que j'ai donné la préférence tout d'abord. Je la prescrivais pendant trois jours aux doses décroissantes de 30, 20 et 10 grammes dans 200 grammes de lait. C'était également le lait qui constituait tout le régime. Je me trouvai fort bien de cette modification et, encouragé dans cette voie, j'en vins à donner pour des cas un peu plus graves, c'est-à-dire lorsque le malade avait de six à dix selles diarrhéiques, du sulfate de soude de la même manière et aux mêmes doses. Le résultat fut tout aussi satisfaisant. Enfin, pour des cas qui correspondaient à des périodes aiguës de la maladie, je donnais la macération d'ipéca à la dose de 8 grammes. Ces

8 grammes de racine d'ipéca concassé étaient macérés dans 120 grammes d'eau et la macération donnée en six fois, par deux cuillerées à la fois dans les vingt-quatre heures. La deuxième et la troisième macération étaient données les jours suivants et de la même manière.

A cette époque, j'avais donc recours à l'ipéca dans les périodes aiguës, au sulfate de soude dans les cas chroniques graves, et à la manne dans les cas légers. Ces trois méthodes ne m'ont donné que des succès, et je les eusse sans doute conservées, si je n'avais cru encore plus commode de simplifier en m'en tenant à la macération d'ipéca.

Depuis quelques années, en effet, je ne commence plus le traitement que par cette macération, que je donne à 8 grammes pour les phases aiguës, à 6 grammes et 4 grammes pour les phases chroniques, selon leur intensité. Les trois macérations sont toujours prises en trois jours. Il est peu de malades qui ne supportent pas cette préparation. Pendant ces trois jours, le régime n'est composé que par du bouillon. Il est rare que les selles ne diminuent pas dès le second ou le troisième jour.

Dans tous les cas, à ce traitement succède le régime lacté pur, à la dose de 1 litre et demi dans les vingt-quatre heures, et quelques jours suffisent généralement pour n'avoir plus qu'une selle. J'augmente alors d'un demi-litre tous les trois jours environ en me basant autant sur le nombre des selles que sur l'augmentation des matières solides contenues dans l'urine.

Le lait, je tiens à le dire dès le début, pour ne plus y revenir, doit être donné autant que possible *cru*, et si, vu la saison, il faut le faire bouillir, on doit le faire le moins possible. Le lait *brûlé* occasionne souvent des rechutes. De plus, il est indispensable de ne prendre le lait que par petites gorgées, dans un verre toujours très propre et sans le laisser séjourner dans le vase qui sert à le boire. C'est grâce à ces précautions que l'on évitera le dégoût et la recrudescence des selles qu'on a souvent signalés au début du régime lacté et qui ébranlent souvent la confiance du malade.

Trois litres constituent la quantité maximum du régime lacté pur. Cette quantité paraîtra bien minime à ceux de mes collègues qui commencent par 3 litres et vont facilement à 5 et à 6 litres par jour. Les calculs basés sur la connaissance des lois de la nutrition paraissent même leur donner raison. 1 litre de lait de vache, en effet, ne contient que 5^g,50 d'azote et 62 grammes de carbone. La ration réglementaire du soldat étant réglée à 20 grammes d'azote et 300 grammes de carbone, on voit qu'il faudrait près de 4 litres de lait pour trouver cette quantité d'azote, et 5 litres pour trouver celle du carbone. Cette quantité, pour se conformer aux notions de physiologie, devrait donc être additionnée de 40 grammes de sucre, soit 16^g,8 de carbone, ce qui, ajouté aux 62 grammes existant déjà, donnerait 78^g,80 par litre, soit 315^g,20 pour 4 litres.

Quelque séduisants que paraissent ces calculs, je puis l'affirmer, ces quantités sont exagérées. Je parle, bien entendu, pour les hommes qui sont atteints des affections dont je fais le traitement.

Il est vrai que pendant que les malades sont à 1, 1 et demi et même 2 litres de lait, ils perdent toujours de leur poids. Mais au fur et à mesure que les selles se régularisent, je l'ai déjà dit, et c'est là un fait important sur lequel je ne saurais trop insister, les échanges organiques augmentent et, ce qui le prouve, c'est que les matières solides de l'urine se relèvent.

Avec 2 litres et demi, beaucoup de malades conservent leur poids pendant que leur nutrition s'améliore. Avec 3 litres, c'est l'exception seulement qui ne gagne pas. Or, le lait n'étant pas sucré, ces malades ne prennent alors qu'une moyenne de 180 grammes de carbone et de 16^g,50 d'azote.

Ce sont là des faits prouvés par toutes mes observations. Mais il faut remarquer que les fatigues de ces malades sont à peu près nulles. Aussi ai-je quelque lieu de croire que la ration réglementaire bien calculée, lorsqu'il s'agit de quelqu'un qui fatigue, doit être considérée comme excessive pour le convalescent menant la vie oisive de l'hôpital, et que c'est surcharger inutilement son tube digestif que de lui donner une quantité d'aliments supérieure à ses besoins.

Ce régime lacté pur est continué jusqu'à ce que le malade n'ait plus qu'une selle moulée par jour. Une dizaine de jours suffisent. Alors commence le régime mixte, et c'est sur cette partie du traitement que mes recherches ont porté d'une manière spéciale.

Au début de ces recherches, j'ai expérimenté beaucoup d'aliments qui, je crois, peuvent être négligés. C'est ainsi que je me suis astreint à donner successivement, et cela pendant plusieurs jours pour chacun d'eux, les potages de riz au lait, le chocolat, les pâtes d'Italie, le gluten granulé, le potage au pain, le poulet, le poisson, etc. L'expérience a beaucoup restreint cette longue liste et aujourd'hui, tel que je le comprends, je pense qu'on peut diviser le régime mixte en six parties : 1° *les œufs*, 2 *les viandes rôties ;* 3° *le pain et le vin ;* 4° *les légumes verts et secs ;* 5° *les ragoûts ;* 6° *le bœuf bouilli et la soupe aux choux,* soit le *régime de la caserne.*

1° Les *œufs* constituent, après le lait, l'aliment que tolère le mieux l'intestin atteint d'inflammation chronique. J'admets comme équivalence qu'un œuf correspond à un demi-litre de lait. Dès que je donne les œufs, je diminue le lait d'autant. Je n'ai donné les œufs qu'à la coque. Comme ce mode de préparation ne m'a jamais donné de rechutes, je n'ai pas cherché mieux. Je passe successivement d'un à deux et à quatre œufs, et ce n'est qu'après m'être assuré par un examen de tous les jours que les selles sont moulées, que j'entre dans la seconde période.

2° Celle-ci comprend surtout *les côtelettes* et *le rôti de mouton bien cuit.* C'est par la côtelette que je commence. Elle équivaut dans ce régime mixte à un demi-litre de lait. Elle a toujours été bien supportée. Je donne alors successivement le quart, puis la demi-portion en rôti de mouton, tout en maintenant le lait à 1 ou 2 litres, et ici encore les rechutes n'existent pas (1). J'ai expérimenté autrefois les rôties de veau et de bœuf, mais je crois que c'est du temps perdu. Ce n'est que lorsque pendant plusieurs jours le malade n'a eu qu'une selle moulée que je passe à la troisième période.

3° Celle-ci est pleine d'accidents. C'est généralement par le pain que je commence. C'est lui qui est demandé par le malade avec le plus d'insistance. Il faut procéder avec la plus grande circonspection. Je donne le premier jour le demi-quart, puis le quart (2). Si, comme c'est assez fréquent, les selles perdent de

---

(1) La portion entière dans les hôpitaux de la marine
    est de (viande cuite et désossée)............... 140 grammes.
Les trois quarts de la portion................... 105 —
La demi-portion............................... 90 —
Le quart de portion........................... 60 —
(2) Pour le pain frais la portion entière est de...... 375 grammes.
Les trois quarts................................ 281 —
La demi...................................... 187 —
Le quart..................................... 94 —

leur consistance, il faut supprimer le pain et revenir aux viandes rôties pures, puis reprendre le pain en tâtonnant. Si une nouvelle menace se produisait, il faudrait, pour perdre moins de temps, intervertir l'ordre et passer aux légumes.

Ce n'est que lorsque le pain est bien supporté qu'il faut passer au vin (1). C'est la dernière privation dont souffre le malade. Il se retrouve, après ce pas, à peu de chose près au régime ordinaire. Moins souvent que le pain, le vin occasionne des rechutes. Elles sont cependant encore assez fréquentes, et il est de toute nécessité d'examiner les selles tous les jours. Il faut se garder d'insister, si elles deviennent molles. Il peut se faire parfois qu'elles reprennent leur consistance normale, même sans rien changer au régime, mais le plus souvent cet état ne fera que s'aggraver, et l'on pourrait ainsi perdre une partie du bénéfice du traitement antérieur.

4° Cette période franchie, le plus grand danger vient des imprudences du malade. On ne saurait donc lui faire trop de recommandations. C'est maintenant aux légumes qu'il faut penser. Jusqu'à présent j'ai donné les légumes secs les premiers, et autant que possible les lentilles, qui n'ont jamais provoqué aucun accident. Les haricots blancs, quoique bien supportés, le sont cependant moins bien. Puis viennent les légumes verts, et avec eux la salade. Les petits pois et les haricots verts sont ceux surtout que j'ai expérimentés. Ce n'est que bien exceptionnellement qu'ils provoquent le retour des selles molles.

Pendant toutes ces variations de régime, et depuis les 3 litres de lait, le poids du malade a augmenté d'une manière constante et parfois dans des proportions qui étonnent. Il en est de même de la quantité des matières solides. Il n'est pas rare cependant de les voir rester stationnaires ou même baisser un peu sous l'influence des légumes.

5° La cinquième période du traitement est une des plus difficiles à franchir, on se le rappelle : c'est celle des ragoûts. J'en ai expérimenté plusieurs, mais ceux qui l'ont été le plus souvent sont ceux de mouton et de veau.

---

(1) Pour le vin la portion entière est de............. 25 centilitres.
    Les trois quarts............................... 19   —
    Le quart...................................... 7   —
    La demi....................................... 13   —

**

Les rechutes sont fréquentes surtout la première fois qu'on le donne. Il faut souvent revenir en arrière, et, pour donner plus de chance à l'organisme, je repasse généralement à la viande rôtie. Puis, lorsque les selles ont repris leur consistance, ce qui a généralement lieu du jour au lendemain, je reprends le ragoût jusqu'à ce qu'il soit supporté pendant plusieurs jours de suite sans accidents. Il est peu de régimes qui augmentent autant et le poids et la quantité des matières solides par les urines, et cela malgré ces rechutes légères.

Vu la fréquence extrême des rechutes sous l'influence des ragoûts, j'ai dû me demander quelle en était la cause, et j'ai pu constater plusieurs fois un fait assez curieux. Chez des malades qui une première fois avaient mal supporté le ragoût de mouton, j'ai pu donner, sans provoquer de rechutes du mouton rôti, 50 grammes de beurre et des pommes de terre en robe de chambre, et après ce régime, resté inoffensif, les selles diarrhéiques étaient ramenées par le ragoût de mouton. Il faudrait donc conclure que la cuisson diminue la digestibilité de ces aliments, de même que nous avons déjà vu le lait brûlé devenir indigeste.

6° Après quelques jours consacrés à préparer le malade à la dernière épreuve, période pendant laquelle je reviens aux régimes précédents en les variant, j'aborde celui de l'ordinaire. C'est pour moi le seul criterium de la guérison. La plupart des malades, en effet, en quittant l'hôpital, vont retomber sous l'influence du régime monotone de la caserne et, pour ceux qui rentrent chez eux, sous l'influence d'une nourriture qui, bien souvent, vaut moins encore, sans y comprendre les écarts de régime. Il m'a donc paru indispensable de m'assurer que ces hommes qui pendant plusieurs mois viennent d'être soumis à un régime spécial pourront supporter ce nouveau changement dans leur alimentation. Pour me rapprocher autant que possible des conditions ordinaires de cette alimentation, je fais échanger avec les hommes de garde la ration du malade, et ce n'est que lorsque pendant huit jours de ce régime les selles sont restées fermes que je considère les malades comme guéris.

J'ajouterai que, pour compléter ce traitement entièrement basé sur le régime, depuis quelque temps, à partir de la viande rôtie, je fais faire des haltères à mes malades. Je leur conseille d'en faire une demi-heure d'abord et une heure ensuite, et de continuer jusqu'à ce qu'ils aient provoqué une sudation abondante. C'est ainsi que j'exerce les muscles des membres supérieurs et ceux du tronc. Pour compléter cette gymnastique, je fais monter les escaliers un certain nombre de fois en procédant méthodiquement et en augmentant chaque jour. Je pense arriver ainsi à rendre au service actif des hommes entièrement propres à reprendre non seulement le régime de l'ordinaire, mais aussi les fatigues du service, et cela sans que leur organisme ait beaucoup à souffrir de la transition.

Tel est le régime que j'ai suivi et que l'on trouvera répété autant de fois que je publie d'observations. Comme je l'ai dit en commençant, on a pu se convaincre qu'il ne contient rien de nouveau. Je n'ai recherché qu'un mérite, celui d'avoir bien établi l'ordre dans lequel doivent être donnés les aliments pour qu'ils offrent le moins de chance de récidive. Je n'y reviendrai pas.

Je dois dire cependant, en terminant, qu'il m'est arrivé parfois de voir une de ces rechutes, qui sont le plus souvent passagères, s'aggraver beaucoup. Dans ce cas, il ne faut pas hésiter à revenir à la macération d'ipéca et à recommencer un traitement. Presque toujours, dans ces cas, l'amélioration est assez rapide pour que, tout en passant par les mêmes aliments, on puisse abréger chacune des périodes, et que le retard occasionné par ces rechutes ne soit que de quelques jours.

Enfin, je dois l'avouer, même en suivant rigoureusement ce régime et avec la précision que j'exige, on peut rencontrer des cas rebelles ; mais ils sont extrêmement rares, je n'en ai observé qu'un seul sur plus de 30 cas.

Cet homme, qui avait traversé très heureusement les deux premières périodes, eut plusieurs rechutes légères pendant la troisième, c'est-à-dire par l'adjonction à son régime du pain et du vin ; il finit cependant par la traverser, mais il ne put jamais la dépasser sans s'exposer à des rechutes qui toutes remettaient la guérison en question. Après de nombreuses tentatives j'ai dû y renoncer. Il est donc condamné au lait, aux œufs, aux viandes rôties, au pain et au vin, tout écart de ce régime lui étant interdit.

Mais, il faut le dire, il avait déjà fait un séjour à l'hôpital et avait obtenu un congé de convalescence pendant lequel les traitements les plus variés n'avaient amené aucun résultat. Il était même retourné si anémié de chez lui, que le jour de son arrivée au régiment il eut une faiblesse et qu'il fut d'urgence dirigé sur

l'hôpital. C'est en ce moment que je l'ai vu. Or, à sa sortie, malgré des rechutes nombreuses, sa santé s'était bien améliorée.
Grâce au régime, il avait gagné en quelques mois près de 5 kilogrammes ; il pesait 54 kilogrammes à son entrée et $58^k,800$ à sa
sortie. De sorte que ce traitement, quoique n'ayant pas amené
une guérison complète, me paraît avoir eu chez lui deux avan-
tages : le premier, de lui permettre de vivre en travaillant de son
état de cordonnier, et le second, de lui avoir indiqué, de la manière la plus précise, à quelle condition il pourra sûrement maintenir sa santé, et quels sont les aliments qui fatalement lui seront
nuisibles.

Sous l'influence de ce traitement, on le voit donc, même dans
les cas rares où il n'est pas suivi d'un succès complet, l'organisme se relève, les forces reviennent et les malades peuvent
revivre de la vie ordinaire. Cette heureuse modification, du reste,
ne s'opère pas seulement dans les fonctions digestives, mais
d'une manière plus ou moins marquée la plupart y participent.

L'aspect du malade est un des premiers caractères qui révè-
lent son action réparatrice. La peau perd bientôt la teinte bis-
trée qu'elle a le plus souvent et devient plus souple. Les yeux
sont moins éteints, la démarche moins nonchalante, enfin les
mouvements plus vifs coûtent moins d'efforts.

Le sommeil revient et les fonctions intellectuelles, qui étaient
devenues paresseuses, reprennent de leur activité.

Quant aux fonctions digestives, elles demandent à être étudiées
avec un peu de soin.

Le plus souvent, au moment de l'entrée, j'ai trouvé les selles
liquides, jaune foncé ou verdâtres, et, lorsqu'elles sont moins
nombreuses, jaunes et pâteuses.

Quelle que soit leur nature, leur nombre a toujours augmenté
le premier jour de l'administration du purgatif ; mais il n'est pas
rare de les voir, dès le troisième jour, moins fréquentes qu'elles
n'étaient à l'entrée. En tous cas, elles diminuent toujours dès
les premiers jours du régime lacté, en même temps qu'elles
prennent plus de consistance. Il est rare de ne pas les trouver
moulées vers le dixième jour. En ce moment, elles ont la couleur jaune qu'elles conserveront pendant toute la durée du régime lacté, et qui ne se modifiera qu'à partir de l'adjonction du
vin et des légumes.

Le foie, qui assez souvent était légèrement atrophié à l'entrée, reprend son volume normal. Quant aux fonctions respiratoire et circulatoire, elles ne m'ont paru subir d'autres modifications que celles qui s'opèrent toujours en passant de l'état d'anémie à celui de santé.

Chez plusieurs de mes malades, je me suis attaché à prendre la température. Elle a toujours été normale, peut-être même un peu au-dessous de la moyenne ; mais chez aucun d'eux, à moins qu'ils ne fussent sujets à des accès de fièvres intermittentes, je n'ai constaté de période fébrile.

Mais de toutes ces fonctions celle qui subit les modifications les plus marquées est la nutrition. Ses modifications se traduisent surtout de deux manières : d'abord, par l'étude de la sécrétion urinaire, véritable révélateur des phénomènes intimes d'assimilation et de désassimilation qui se passent dans l'organisme, et ensuite par les pesées successives qui les rendent encore plus évidentes. Ces modifications, surtout les premières, ont été de ma part l'objet de recherches nombreuses, et je demande en terminant de m'y arrêter un peu plus longuement que sur les précédentes.

L'urologie de ces affections n'a pas été, que je sache, étudiée d'une manière bien suivie, et cependant elle n'est pas sans intérêt.

Outre le côté purement scientifique, en effet, elle présente l'avantage de fournir chaque jour l'état de la nutrition, et dans ces affections dans lesquelles la totalité de l'organisme est si souvent atteinte, je crois que c'est là une donnée précieuse. Je reviendrai, du reste, sur ce point.

Pour recueillir les observations que je résumerai, autant que possible, chaque homme a été muni, dès son entrée à l'hôpital, d'un flacon gradué de 1 500 à 2 000 grammes destiné à recevoir la totalité des urines émises dans les vingt-quatre heures. La graduation était marquée sur une bande de papier placée à l'extérieur et portant les divisions de 100 grammes. Ces vases étaient vidés le matin après la visite, lavés avec soin et remis immédiatement au malade. C'est à ce moment, et par conséquent sur la totalité des urines, que la densité était prise avec le pèse-urine et les matières solides calculées par le procédé ordinaire en me servant du coefficient 2 qu'a donné Bouchardat. C'est également en ce moment que l'urine était soumise aux diverses expériences ayant pour but la recherche de la bile, du sucre ou de l'albumine. Quant aux dosages de l'urée, je les dois à l'obligeance de

MM. Raoul, pharmacien de première classe, et Delteil, pharmacien principal de la marine, et c'est avec plaisir que je remplis ici un double devoir de reconnaissance et de justice en leur laissant tout le mérite de leur œuvre.

Sur aucun des hommes soumis à mon observation, je n'ai trouvé de *sucre* ou d'*albumine*, et ces recherches ont été renouvelées assez souvent pour bien établir que pendant la période que j'ai observée, ces substances ne passent pas dans l'urine. Je ne serais nullement étonné cependant que l'albumine ne fût trouvée d'une manière exceptionnelle et en petite quantité dans les cas très graves, et au moins dans ceux qui se compliquent d'anémie tropicale. C'est un fait que j'ai observé à la Guyane, dans quelques anémies très avancées. Cette albuminurie, je le répète, est toujours faible et ne se révèle jamais que par un nuage que l'on n'obtient qu'à la condition de laisser glisser une assez grande quantité d'acide azotique lentement le long de la paroi du vase. Elle n'est en rien comparable à celle des lésions inflammatoires des reins ou de beaucoup d'affections fébriles.

Matières colorantes. — Dans la diarrhée chronique de Cochinchine (période chronique), le foie est presque toujours rétracté ; aussi n'ai-je jamais trouvé la moindre trace de matière colorante de la bile.

La seule matière colorante que j'aie trouvée, et cela fréquemment, est décelée par une *réaction rose produite par l'acide azotique impur.* Un des caractères les plus saillants de cette coloration, qui varie du rouge au rose tendre et qui peut même parfois incliner au violet, est de ne pas être atténuée par l'eau de chlore qui peut même la pousser. Pour l'obtenir, il faut verser dans un vase à expérience une hauteur de 2 centimètres d'urine, puis laisser glisser le long du verre et sans agiter un tiers d'acide azotique. On voit alors apparaître une zone rose d'une certaine largeur et dont les limites se fondent avec le reste du liquide. Cette zone, du reste, ne saurait être confondue avec le disque d'acide urique qui n'a jamais plus de 2 millimètres d'épaisseur, et qui offre une couleur rouge-brique, facile à différencier de la précédente, et surtout quand les deux zones existent.

Je me hâte, du reste, de le dire, cette réaction est bien loin d'être particulière aux affections dont je m'occupe. On la trouve dans de nombreuses maladies, sans que jusqu'à présent j'aie pu saisir la loi qui préside à son apparition ou à sa disparition.

Enfin, je dois ajouter que, dans quelques cas graves de diarrhée de Cochinchine, mon ami M. Portes, pharmacien de première classe de la marine, a signalé la présence de l'indican.

Quantité de liquide. — La quantité d'urine émise dans les vingt-quatre heures, quoique très variable, est cependant soumise à certaines lois générales faciles à saisir.

Pendant la période chronique que j'ai observée, lorsque l'affection est bien établie et qu'elle occasionne de trois à sept selles diarrhéiques par jour, les urines assez rares oscillent dans les environs de 900 grammes par jour. Puis sous l'influence du ré gime lacté, à la dose de 1 litre et demi à 2 litres, régime auquel tous mes malades ont été soumis presque dès le début, cette quantité d'urine augmente et les moyennes de plusieurs jours sont généralement comprises entre 1 000 et 1 200 grammes. Le lait manné, le sulfate de soude, et plus encore l'ipéca à la brésilienne donnés à cette période, font baisser ces chiffres pendant le temps de l'administration jusqu'à une moyenne de 600 grammes. Mais dès le lendemain la quantité augmente de nouveau et dépasse les moyennes obtenues jusque-là. Les quantités varient alors entre 1 200 et 1 400 grammes. Enfin, au fur et à mesure que la quantité de lait augmente (3 litres) et que l'alimentation mixte intervient, les urines s'élèvent à des chiffres qui dépassent de beaucoup les moyennes physiologiques. Les chiffres de 1 600, 1 800, 2 000 et 2 200 grammes ne sont pas rares. J'ai même observé des quantités plus considérables, mais d'une manière trop exceptionnelle pour qu'on puisse en tenir compte. Ces chiffres élevés, du reste, ne se maintiennent pas longtemps. Peu à peu, la nutrition générale s'améliorant et probablement la peau reprenant ses fonctions, les moyennes deviennent plus modérées et retombent entre 1 500 et 1 800 pour y rester jusqu'à la guérison complète.

Ces variations, qui se retrouvent d'une manière à peu près constante, ne sauraient, je dois le faire observer, s'expliquer par une espèce de balancement entre la diurèse et les pertes de liquide par les selles. Dans les cas chroniques que j'ai traités, en effet, grâce à l'administration dès le début, et quelle que fût la nature des selles, de l'ipéca, de la manne ou du sulfate de soude, quelques jours ont suffi pour conduire le malade à n'avoir qu'une selle par jour. Le nombre des selles ne saurait donc en rien justifier les variations de la sécrétion urinaire.

Cependant, malgré l'intérêt qui paraît s'attacher à cette marche constante de la quantité de liquide, je dois le dire, elle ne peut être sensible qu'en prenant des moyennes de plusieurs jours. On s'exposerait, en effet, à de nombreuses déceptions si l'on croyait que cette marche est saisissable d'un jour à l'autre. Rien n'est variable comme cet élément, et les recherches d'urologie perdraient beaucoup de leur intérêt et de leur utilité si l'on n'avait que lui pour fixer l'attention et servir de guide.

Mais à côté de la quantité de liquide se trouve un autre élément, la *densité,* qui, quoique d'apparence assez variable, présente l'avantage de varier en proportion exactement inverse et de corriger les écarts, et nous permet en le combinant avec le premier d'en calculer un troisième qui devient le véritable révélateur de l'état de la nutrition, *la quantité de matières solides.* Cependant, quoique variable, la densité est également soumise à quelques lois générales comportant peu d'exceptions, surtout si l'on se base sur des moyennes de plusieurs jours.

Ce n'est que dans les cas graves que la densité descend au-dessous de 1010. Je n'ai observé ces chiffres que tout à fait au début. Dès que la nutrition se relève, la densité atteint une moyenne de 1015 et lorsque le malade a atteint cette période, dans laquelle il n'a qu'une selle moulée par jour, la densité oscille, à quelques degrés près, dans les environs de 1020. Les densités entre 1025 et 1030 ne se trouvent qu'à la fin du traitement, et celles au-dessus sont très rares. On peut donc fixer comme limites extrêmes aux variations de la densité de 1010 à 1030.

Mais ce ne sont là que des faits de peu d'importance, dominés par celui que j'ai déjà signalé, c'est-à-dire la compensation constante de la densité par la quantité d'urine et réciproquement, compensation conduisant à maintenir dans une ligne d'oscillations régulières la quantité de matières solides, et cela au milieu des variations les plus imprévues des deux éléments qui servent à la calculer.

Aussi est-ce sur cet élément que je veux insister d'une manière spéciale. C'est lui qui, pris tous les jours pendant ce long traitement sujet à de si nombreuses rechutes, pourra d'une manière exacte indiquer l'état de la nutrition générale, et mieux encore que le nombre et la nature des selles révélera, au milieu de cette scène pathologique très compliquée, si l'intestin absorbe et livre à l'économie une quantité de nutriment de plus en plus grande, ou bien si la suppression momentanée des selles n'est qu'un phénomène trompeur auquel l'organisme ne gagne rien (1).

Beaucoup de mes malades, pendant les premiers jours du régime lacté à 1 litre et demi dans les vingt-quatre heures, n'ont perdu que 25 grammes à 30 grammes de matières solides. Mais bientôt, sous l'influence de ce régime essentiellement réparateur, ces chiffres ont augmenté et, cela bien souvent, sans que l'alimentation l'ait été. C'est là une preuve bien évidente de l'amélioration non seulement de la digestion, mais aussi de la nutrition. Ce n'est pas à dire cependant que le poids du malade augmente pendant cette partie du traitement.

Les transformations intimes s'opérant dans les différents tissus augmentent, les phénomènes d'assimilation et de désassimilation reprennent leur ancienne activité ; c'est là un premier point très important. Mais sous l'influence de cette nutrition plus active, quoique le nombre des selles soit devenu normal, les produits assimilés sont insuffisants et l'organisme perd de son poids. C'est ce qui arrive toujours tant que la quantité de lait ne dépasse pas 2 litres.

Aussi, dès que les selles diminuent et surtout dès que le malade n'en a plus qu'une ou deux par jour, je porte le lait à 2 litres et demi et 3 litres. Cette quantité suffit à la grande ma-

---

(1) Ce bénéfice, que je considère comme inappréciable, je l'ai tiré de cette méthode dans le traitement des anémies coloniales soignées au foyer même de leur origine. Aucune méthode, mieux que celle que j'indique, ne permettra de reconnaître et de suivre jour par jour l'heureuse influence d'un traitement ou la déchéance de l'organisme sous le climat débilitant des tropiques. Elle peut devenir dans les mains du médecin un guide pratique et sûr pour reconnaître l'inutilité des traitements faits sur place et apprécier l'opportunité du rapatriement.

Dans ces conditions, en effet, les pesées souvent faussées par l'infiltration, les ascites, les hypertrophies viscérales, ne fournissent que des données sans valeur. L'aspect extérieur est trompeur, parce que les termes de comparaison manquent ; l'appétit est un élément capricieux et trop variable selon les individus ; l'amaigrissement demande un certain temps pour fournir des différences sensibles ; seule la quantité de matières solides, prise avec soin pendant quelques jours, fournira des points de comparaison qui, à chaque calcul, nous indiqueront si l'organisme perd ou gagne et si l'on peut continuer à compter sur l'efficacité des moyens thérapeutiques.

jorité des malades pour équilibrer les dépenses de leur organisme. J'ai pu, en effet, me convaincre par de nombreuses pesées
qu'avec cette quantité la majorité restait à un poids stationnaire,
que plusieurs gagnaient même d'une manière sensible, et que
ce n'était qu'exceptionnel d'en trouver qui perdissent.

Sous cette double influence de l'augmentation du régime et de
l'amélioration de la nutrition, le poids des matières solides augmente d'une manière graduelle et constante. Mes moyennes le
prouvent de la manière la plus saisissante. Or, je tiens à y revenir, il faudrait se garder d'attacher une trop grande influence
et surtout une influence exclusive à l'augmentation du régime.

D'une part, en effet, ce régime a toujours été assez bien réglé
pour que, pendant tout le traitement, le malade n'ait eu qu'une
seule selle moulée dans les vingt-quatre heures, et par conséquent je graduais la quantité d'aliment d'après l'état des organes digestifs qui me servait de base; et, d'autre part, j'ai pu
observer que lorsqu'un même régime était continué assez longtemps pour qu'on pût diviser sa durée en deux séries, c'est toujours pendant la seconde que les matières solides ont été en plus
grande quantité.

Ces quantités, à peine égales à 25 ou 30 grammes au début,
s'élèvent à 30 et 40 grammes à la fin du régime lacté, et, lorsque
l'alimentation mixte peut être supportée, atteignent rapidement
40 à 50 grammes avec les œufs et le lait, 50 et 60 grammes
avec les viandes rôties et 70 à 80 grammes avec les ragoûts et
tout particulièrement celui de mouton.

Plus que tous les autres, ce dernier mets a la propriété d'augmenter les produits de désassimilation. C'est une expérience que
j'ai faite souvent et dont on trouverait de nombreux exemples
dans mes observations. Toujours en passant de la viande rôtie
de mouton au ragoût de mouton, la quantité de matières solides
a augmenté d'une manière très sensible, et toujours le retour au
rôti a produit l'effet inverse, le chiffre obtenu dans ce dernier
cas restant toutefois supérieur à ce qu'il était primitivement. On
peut ainsi, grâce à ces expériences, reconnaître ce qui dans ces
variations est dû au changement de régime et ce qui est dû à
l'amélioration de la nutrition générale.

Les légumes verts et secs abaissent les chiffres des matières
solides et le font descendre au-dessous de ce qu'il était pendant
le régime constitué par le rôti de mouton. La différence entre

ces deux régimes est donc supérieure à celle qui résulte de l'amélioration graduelle de la nutrition.

La même influence est due au régime suivi par les hommes à la caserne (bœuf bouilli et soupe aux choux), régime que mes malades ont suivi pendant huit jours avant de quitter l'hôpital. Il est à remarquer, du reste, que les pesées comparatives établissent que rarement ce régime a augmenté leur poids.

A ces modifications dues aux différents régimes, je dois en ajouter quelques autres, qui m'ont paru constantes. De ce nombre est l'influence qu'exerce l'ipéca à la brésilienne élevant souvent, et cela malgré l'augmentation du nombre des selles, la quantité de matières solides, ce qui semblerait indiquer que cette médication augmente les produits de désassimilation.

Une autre influence digne de remarque est celle des rechutes faisant rapidement descendre le chiffre total des produits de désassimilation. Toutefois, cet abaissement n'existe que dans les rechutes d'une certaine durée et nullement pendant celles qui, très légères, ne se manifestent que par des selles molles et pendant quelques jours seulement. C'est ainsi que bien souvent le ragoût de mouton qui, je l'ai dit, augmente d'une manière notable la quantité des matières solides, n'en exerce pas moins cette influence, malgré les quelques selles diarrhéiques que son administration entraîne bien souvent.

Pendant la dernière période de mes recherches, j'ai voulu savoir si, pendant que la quantité de matières solides varie, des changements s'opéraient également dans leur composition, et tout particulièrement si l'urée existait dans les mêmes proportions, au début du traitement, pendant que le malade est soumis au régime lacté pur et pendant qu'il est soumis au régime mixte, par exemple : or, les chiffres que je dois à l'obligeance de MM. Raoul et Delteil ne me laissent que peu de doute à cet égard. Avec quelques variations les proportions sont les mêmes.

Telles sont les conclusions auxquelles mes études m'ont conduit. De tous ces faits, si beaucoup n'ont encore qu'un intérêt scientifique, il me paraît cependant que d'autres méritent déjà d'attirer l'attention des praticiens. Je les résume ainsi qu'il suit:

1° Sous l'influence des diarrhées et dysenteries chroniques, ni le sucre ni l'albumine ne passe dans les urines ;

2° Il en est de même de la matière colorante de la bile ;

3° Dans la diarrhée chronique de Cochinchine, on trouve parfois de l'indican (Portes) et souvent une coloration rose produite par l'acide azotique ;

4° Les urines, relativement rares au début, augmentent considérablement sous l'influence de l'alimentation mixte pour redescendre ensuite à la normale, lorsque la guérison se consolide. De sorte que des urines trop abondantes oscillant dans les environs de 2 litres, doivent toujours faire naître des craintes sur la réalité de la guérison ;

5° La densité, faible au début, s'élève pendant un certain temps pour varier ensuitepresque en proportions inverses de la quantité de liquide. Cet élément est, du reste, mobile, et l'on ne saurait, en ne se basant que sur lui seul, tirer une conclusion sérieuse ;

6° Il en est tout autrement de la quantité des matières solides qui, à chaque instant, nous indiquera l'état de la nutrition et les modifications qui s'opèrent dans cette fonction, de toutes la plus importante ;

7° Jusqu'à présent on peut admettre que les proportions d'urée ne varient que très légèrement dans la composition des matières solides aux différentes époques du traitement, et que par conséquent lorsque nous voyons augmenter ou diminuer ces dernières, l'on doit en conclure qu'il en est de même des quantités d'urée.

Quant aux modifications constatées par les pesées successives, à la condition de les faire au moins à quelques jours d'intervalle, plus que par tout autre moyen elles sont sensibles.

Il suffit pour s'en convaincre de parcourir les différentes observations. Il n'est aucun de mes malades dont le poids n'ait augmenté d'une manière notable. Il en est ainsi même pour celui qui n'a obtenu qu'un résultatincomplet. Son poids, je l'ai déjà dit, a augmenté cependant de près de 5 kilogrammes. Pour les autres, l'augmentation a toujours été plus considérable, j'en ai vu augmenter de 12 kilogrammes.

Quant à la marche qui suit cette augmentation du poids, elle est assez régulière.

Au début, sous l'influence du purgatif, le poids baisse toujours de 500 grammes à 1 000 grammes. Cette diminution se continue au début du régime lacté pur avec 1 litre et demi et 2 litres de lait.

Avec 2 litres et demi quelques malades restent stationnaires, et avec 3 litres, beaucoup augmentent et regagnent ce qu'ils avaient perdu au début du traitement. Mais c'est surtout à partir de ce moment que l'augmentation s'accentue. Ce sont surtout les viandes rôties et les ragoûts qui les favorisent le plus. Les légumes, au contraire, laissent le poids stationnaire. Quant au régime de la caserne, je ne l'ai jamais vu augmenter le poids, et assez souvent je l'ai vu diminuer d'une faible quantité.

Telles sont les considérations que j'avais à présenter sur le traitement de ces affections arrivées à la période chronique, celle qu'il nous est donné d'observer en France le plus souvent. Comme on le voit, elles sont d'ordre purement pratique. Je crois utile de les résumer en terminant :

1° Le même traitement peut être appliqué à ces deux affections, quelle que soit leur origine ;

2° Il est avantageux de commencer ce traitement par les purgatifs répétés ;

3° A ces purgatifs doit succéder le *régime lacté pur ;*

4° La quantité de lait varie de 1 litre et demi à 3 litres ;

5° Ce n'est que lorsque le malade n'a qu'une selle moulée depuis plusieurs jours qu'il faut passer au régime mixte ;

6° Ce dernier comprend six périodes. Il ne faut passer de l'une à l'autre que lorsque avec celle que l'on veut quitter il n'y a depuis plusieurs jours qu'une selle moulée ;

7° Sous l'influence de ce régime, presque toutes les affections sont lentement, mais sûrement conduites à la guérison complète ;

8° Celles qui n'arrivent pas à guérison sont encore heureusement modifiées ;

9° Sous l'influence de ce traitement non seulement les fonctions digestives s'améliorent, mais cette heureuse influence se fait sentir sur la totalité de l'organisme ;

10° Cette modification heureuse se révèle entre autres par l'aspect extérieur, le retour du foie à son volume normal, et tout particulièrement par l'étude des urines et la comparaison des pesées successives.

TRAVAUX DE M. LE DOCTEUR E. MAUREL.

1873. — De l'inflammation aiguë et chronique de la pulpe dentaire ou de la pulpite aiguë et chronique Thèse de doctorat. Paris, 1873.

1874. — Nouvel appareil pour le traitement des fractures du corps de la clavicule et des luxations sus-acromiales. (*Archives de médecine navale,* juillet et août 1874.)

1874. — Deux observations de blessures graves traitées à l'aide de l'appareil hyponarthécique à double plan du docteur Beau. (*Archives de médecine navale,* décembre 1874.)

1875. — Des fractures des dents. (*Archives de médecine navale,* janvier et février 1875.) Tirage à part, J.-B. Baillière.

1875. — Des luxations des dents. (*Archives de médecine navale,* avril et mai 1875.) Tirage à part, J.-B. Baillière.

1877. — Note sur une simplification de l'appareil d'Esmarch. (*Archives de médecine navale.*)

1877. Traitement des fractures de la clavicule par un nouvel appareil. (*Bulletin général de thérapeutique.*)

1877. — Traitement de la carie dentaire. (*Archives de médecine navale,* mars et avril 1877.)

1878 — Note sur l'existence de l'homme préhistorique à la Guyane. (Communication à la Société d'anthropologie, séance du 18 avril 1878.)

1878. Etude anthropologique et ethnographique sur les Indiens Galibis. (Communication à la Société d'anthropologie, séance du 2 mai 1878.)

1878. — De l'action locale de certaines substances sur les tissus durs de la dent. (Communication à la Société de thérapeutique, séance du 8 mai 1878; *Gazette hebdomadaire,* juin 1878; *Bulletin général de thérapeutique,* 15 juin et 1er juillet 1878.)

1878. — De la fréquence de la carie dentaire chez les Indiens Galibis et leurs métis. (Communication à la Société d'anthropologie, séance du 20 juin 1878.)

1878. — Des greffes dermo-épidermiques dans les différentes races humaines. (Communication à la Société de biologie, séance du 22 juin 1878.)

1878. — De l'emploi du sulfure de carbone dans le pansement des plaies. (Communication à la Société de thérapeutique, séance du 12 juin 1878.)

1878. — Etude anthropologique sur les immigrants indiens. (Congrès d'anthropologie, séance du 17 août 1878.)

1878. — De la fréquence de la carie dentaire considérée comme caractère anthropologique. (Communication au Congrès pour l'avancement des sciences, section de l'anthropologie, séance du 18 août 1878.)

1878. — Etude hygiénique sur le garde-côtes *le Tonnerre*. (*Archives de médecine navale*, septembre 1878 et tirage à part, J.-B. Baillière.)

1878. — Etude crâniologique sur trois têtes d'immigrants indiens. (Communication à la Société d'anthropologie, séance du 7 septembre 1878.)

1878. — Etude sur l'étiologie et l'anatomie pathologique de la carie dentaire. (Communication à la Société de biologie, séance du 9 novembre 1878)

1878. — Note sur un monocle élastique inévaporant. (*Bulletin général de thérapeutique*, 30 novembre 1878.)

1878. — Luxation spontanée d'un cristallin cataracté dans la chambre antérieure. Tentative d'extraction par la kératotomie supérieure ; pendant l'opération, réduction du cristallin. Réclinaison. (*Bulletin général de thérapeutique*, 30 décembre 1878.)

1879. — Compte rendu d'une épidémie de fièvres typhoïdes bilieuses et de fièvres à rechute, observées à Saint-Laurent-du-Maroni, Guyane française. (*Gazette hebdomadaire*, 24 janvier 1879.)

1879. — Note sur une modification au procédé de Jules Roux pour l'amputation tibio-tarsienne. (*Bulletin général de thérapeutique*, 30 mars 1879.)

1879. — Appréciation de l'acuité visuelle sous le rapport de l'aptitude professionnelle chez les soldats et les marins. (*Archives de médecine navale*, avril 1879 et tirage à part.)

1879. — De la détermination expérimentale de l'acuité visuelle. (Communication à la Société de biologie, 5 juillet 1879.)

1879. — Etude de clinique expérimentale sur les diurétiques. (Communication de la Société de thérapeutique, 9 juillet 1879. *Bulletin général de thérapeutique*, n° du 15 février 1880 et les suivants.)

1879. — Essai sur les bassins des femmes coolies. (Communication à la Société d'anthropologie, séance du 3 juillet 1879.)

1879. — Docteurs HARDY et MAUREL. Mémoire sur l'hydrologie de la Guyane française. (Communication à l'Académie de médecine, 28 octobre 1879. Communication à la Société d'hydrologie, séance du 3 novembre 1879.)

1879. — Note sur l'emploi des caustiques arsénicaux contre l'onyxis ulcéreux observé à la Guyane. (Communication à la Société de chirurgie, séance du 31 octobre 1879.)

1879. — De l'onyxis ulcéreux observé à la Guyane française. (*Archives de médecine navale*, novembre 1879.)

1879. — Modification au procédé de Desmarres pour l'opération du ptérygion. (*Bulletin général de thérapeutique*, 30 novembre 1879.)

1880. — Note sur une réaction propre à l'albumine de la fièvre typhoïde et de quelques autres maladies fébriles. (Communication à la Société de biologie, séance du 3 janvier 1880.)

1880. — Note sur la désinfection des selles par la poudre de charbon dans la fièvre typhoïde. (Communication à la Société de thérapeutique, séance du 14 février 1880.)

1880. — Note sur une pince courbe pour l'opération du phimosis (*Bulletin général de thérapeutique*, 30 juin 1880.)

1880. — Le stéthoscope et l'acoustique. (Communication à la Société clinique de Paris.)

1880. — Du sens de la vue au point de vue anthropologique. (Congrès de Reims, section de l'anthropologie, août 1880.)

1880. — Aperçu général sur le pansement des plaies. (Congrès de Reims, section de médecine, août 1880.)

1880. — Présentation d'une filière pour les voies lacrymales. (Congrès d'ophthalmologie de Milan.)

1880. — Exposé d'une méthode facile pour l'examen rapide du sens de la vue au point de vue anthropologique. (Société d'anthropologie, 2 décembre 1880.)

1880. — Présentation d'une filière pour les voies lacrymales. (Société de chirurgie, 15 décembre 1880.)

1881. — Note sur une filière pour les voies lacrymales. (*Bulletin de thérapeutique*, 28 février 1881.)

Paris. — Typographie A. HENNUYER, rue Darcet, 7.